# INSTRUCTION MÉDICALE

## A L'USAGE

### DES

# POSTES MILITAIRES

## DÉPOURVUS DE MÉDECIN

# I. — HYGIÈNE

(Circulaire nº 36, en date du 13 mai 1886).

Au moment où la période d'été recommence, le Général de division rappelle tous les corps et détachements à l'observation des mesures hygiéniques suivantes, destinées à sauvegarder la santé des troupes. Ces mesures se divisent en deux catégories :

1º Hygiène et propreté des cantonnements;
2º Mesures hygiéniques à observer pour les hommes.

### 1º — *Hygiène et propreté des cantonnements.*

Les casernements, cantonnements et leurs abords seront constamment tenus dans le plus grand état de propreté.

Aucun dépôt d'ordures ne doit être toléré dans l'intérieur du cantonnement; les balayures et autres immondices seront transportées en dehors du cantonnement et déposées toujours au même endroit, en un tas qui devra brûler constamment.

Les latrines des officiers et celles de la troupe seront toutes pourvues de tinettes mobiles, baquets ou jarres, vidées au moins une fois par jour, lavées et désinfectées; les hommes qui feront leurs ordures en dehors des latrines seront sévèrement punis.

Les eaux grasses et de vaisselle seront vidées en dehors du cantonnement, à moins que les rigoles d'écoulement ne soient maçonnées; dans ce cas les rigoles seront lavées tous les jours à grande eau.

Les hommes ne devront pas laver leur linge dans des mares voisines du casernement, les endroits où ils seront autorisés à faire leur lavage, devront être pourvus d'une légère paillotte les abritant du soleil.

Dans les postes isolés les Commandants d'armes devront exiger des autorités annamites que les villages voisins du poste soient tenus dans le plus grand état de propreté. On ne devra tolérer aucune ordure ni dépôt d'immondices à proximité du poste.

Les chambres des casernements et baraquements devront être constamment aérées. Même pendant la nuit la ventilation devra être suffisante pour permettre le renouvellement de l'air. De l'avis des médecins, les courants d'air ne sont nullement à craindre pendant la saison d'été; pendant les nuits chaudes les portes et fenêtres peuvent être laissées impunément ouvertes, à condition que les hommes aient le ventre couvert.

Des désinfectants seront mis à la disposition de chaque Commandant d'armes ou de poste sur la demande qu'il en fera au médecin chef du service de santé de la brigade, en faisant connaître l'effectif de son poste.

Le médecin-chef déterminera la quantité et la nature des désinfectants à envoyer à chaque poste.

### 2°. — *Mesures hygiéniques à observer par les hommes.*

Il est interdit d'une manière absolue aux hommes de troupe de sortir pour quelque cause que ce soit, du lever au coucher du soleil, sans être coiffés du casque. Les infractions à cet ordre devront être sévèrement punies. Les hommes doivent en outre éviter de s'exposer au soleil, le torse nu ; quoique l'action du soleil soit moins dangereuse sur le corps que sur la tête, l'insolation sur le torse n'en est pas moins à redouter.

Sauf le cas de nécessité absolue, les hommes ne doivent pas coucher à même sur le sol ; quand il n'est pas possible de faire autrement, le lieu de repos doit être choisi sous un abri quelconque de manière à se soustraire pendant la nuit à l'influence du rayonnement nocturne.

Dans tous les cas et quelle que soit l'intensité de la chaleur, les hommes ne doivent jamais s'endormir sans avoir le ventre couvert de leur ceinture ; ils doivent en outre, se couvrir les yeux, s'ils sont forcés de passer la nuit à la belle étoile.

Les hommes doivent éviter de boire de l'eau crue ; les commandants de compagnie et de détachement mettront à leur disposition du thé léger dans lequel on versera une partie de la ration de tafia.

Cette boisson doit être faite en assez grande quantité pour que les hommes en aient à discrétion jour et nuit, aucune eau crue ne devant être mise à leur disposition, ni dans des cruches, ni dans des jarres.

La ration de vin sera distribuée dans les compagnies et détachements deux fois par jour, une avant le repas du matin, l'autre avant le repas du soir ; le vin de la distribution du soir sera mis dans des jarres que les corps sont autorisés à acheter dans le commerce sur les fonds de l'ordinaire ; ces jarres devront être lavées tous les jours avec soin.

Le Général de division rappelle en outre aux hommes que la sobriété est la meilleure garantie du maintien d'un bon état de santé, dans les pays tropicaux surtout. Il les engage vivement à employer leur prêt à l'achat de vivres de conserve ou autres, plutôt qu'à l'achat d'eaux-de-vie ou autres liquides plus ou moins frelatés, vendus dans le commerce, et mortels pendant les chaleurs.

Le Général de division est avisé que malgré les recommandations les plus expresses qui ont été faites jusqu'à ce jour, les mesures hygiéniques prescrites au Tonkin ne sont pas observées et que, dans beaucoup de places, à Hanoi, notamment, l'oubli des règles les plus élémentaires d'hygiène a eu pour effet une augmentation immédiate du nombre des malades.

Le Général de division, en faisant appel à la sollicitude des Chefs de corps et de tous les Officiers, pour exiger l'observation des règles qui font l'objet de la présente circulaire, leur fait connaître qu'il les rendra personnellement responsables de leur exécution, tant en ce qui concerne les mesures qui ont pour but d'assurer la propreté des cantonnements, que celles dont l'observation doit être exigée des hommes eux-mêmes, sous la sanction de peines disciplinaires, s'il est reconnu nécessaire.

---

## Instruction pratique sur la manière d'épurer les eaux du Tonkin, pour les rendre potables et inoffensives.

1º Se procurer deux tonneaux ; les défoncer d'un côté ; nettoyer à fond leur surface intérieure ; la racler au besoin ; la carboniser légèrement par le flambage de quelques copeaux ; fixer un robinet dans le flanc de chaque tonneau à 6 centimètrés au-dessus du fond.

2º Remplir l'un de ces tonneaux de l'eau à épurer ; y verser 5 grammes d'alun par 100 litres d'eau ; agiter vivement avec un bâton pendant 10 minutes ; laisser reposer pendant deux heures et demie.

3º Soutirer par le robinet l'eau claire ainsi obtenue ; la faire chauffer dans une marmite propre et l'y maintenir bouillante pendant cinq minutes ; la déverser dans le deuxième tonneau, où elle se refroidira et d'où on la soutirera à l'aide du robinet : ce deuxième tonneau doit être muni d'un couvercle.

4º Il convient de répéter cette préparation de l'eau potable tous les soirs pour les besoins du lendemain ; avant chaque opération nouvelle, on lavera et on brossera convenablement l'intérieur des tonneaux pour les débarrasser des dépôts laissés par les eaux.

Il faut éviter de prendre l'eau des rizières incultes qui contient une grande quantité de matières organiques en décomposition ;

mais l'eau des rizières cultivées n'est en général point malsaine. Il faut cependant éviter de prendre celle des rizières qui *bordent les routes ou sont voisines des habitations*, les Annamites ayant l'habitude d'y faire leurs déjections journalières.

En tout cas, il est nécessaire de ne faire usage que d'eau bouillie, alunée et filtrée, ne fut-ce qu'au travers d'un linge, les rizières et les mares contenant des sangsues à l'état de *filets* qui pourraient causer de graves accidents.

***

## De l'établissement et de la désinfection des feuillées.

Dans les bivouacs, campements, gîtes d'étape ou cantonnements qui ne comportent pas l'établissement de latrines à tinettes mobiles, ou dans lesquels on n'a pu encore en construire, il faut nécessairement recourir à l'usage des « feuillées ». Il est extrêmement important de bien établir ces « feuillées » et de les désinfecter journellement car le germe du choléra et de la fièvre typhoïde se déposant en majeure partie dans les matières fécales et les déjections des malades, toutes les personnes qui se rendent à la même feuillée, et par elles, toute la troupe, peuvent contracter ces maladies épidémiques si souvent mortelles. La contamination des diverses troupes qui se succèdent aux mêmes campements n'a pas d'autre origine.

Il faut bien se garder de donner aux fosses que l'on creuse trop de largeur : les hommes s'en éloignent instinctivement, de crainte d'y tomber, et souillent tout le terrain aux alentours. Il faut que la feuillée consiste en un *sillon* n'ayant pas plus de largeur que le fer de la pelle réglementaire, et aussi profond que la pioche permet de le creuser, soit de 1 mètre à 1 m. 20 environ : ce sillon doit être assez étroit pour que l'homme, mettant ses pieds l'un à droite, l'autre à gauche, soit comme à cheval sur la fosse au fond de laquelle tomberont les urines et les matières fécales; ainsi qu'il est figuré ci-dessous :

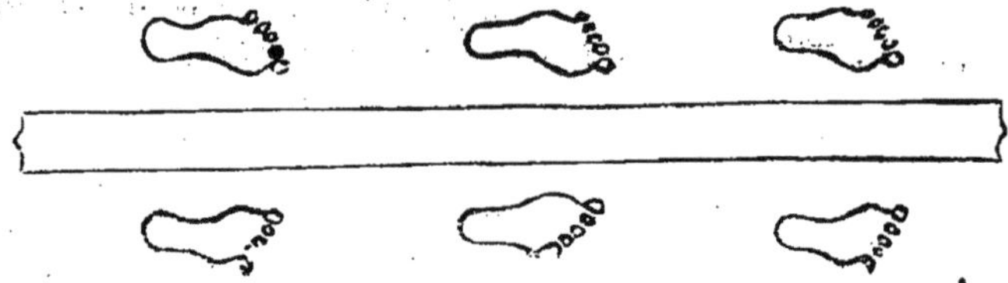

Au Tonkin comme en Annam le terrain est presque partout argileux ou très ferme; s'il était moins résistant, on ferait le sillon moins large et moins profond. On creusera autant de ces sillons à la fois *étroits, profonds* et *allongés*, que l'effectif le rendra nécessaire.

Les hommes devront, avant de quitter la feuillée, répandre un peu de terre meuble sur les matières qu'ils viennent d'y déposer : c'est le moyen le plus direct, le plus rapide de prévenir la mauvaise odeur et les effets malsains des déjections.

Trois fois par jour, le matin, à 2 heures, au coucher du soleil, le chef du poste ou du campement fera jeter dans les fosses de la terre, et une solution désinfectante (sulfate de fer ou de cuivre 15 grammes par litre d'eau) ainsi que les cendres des foyers.

Les chefs de convoi veilleront avec le plus grand soin à ce que les coolies, dont la malpropreté est si dangereuse, se conforment à ces prescriptions hygiéniques. On s'assurera ainsi contre la malpropreté traditionnelle des grandes feuillées, contre tout danger de contagion actuelle ou à venir.

Quand les sillons seront à moitié remplis, on les comblera; on foulera fortement la terre de remplissage; on disposera l'excédant en talus dans le sens de la feuillée ; on placera aux deux extrémités des branchages, une pierre, pour qu'une troupe de passage ne vienne ni stationner, ni fouiller le sol en cet endroit.

Avant de quitter le campement, chaque troupe devra combler les feuillées qui auront été à son usage personnel.

Il sera toujours avantageux de faire disposer au-dessus des feuillées un léger clayonnage qui protège les hommes contre l'ardeur du soleil ou contre la pluie, et qui, pendant la nuit, leur fera trouver facilement l'emplacement de la feuillée.

Il est expressément important d'empêcher que pendant les haltes les hommes ne fassent leurs besoins dans les rizières ou le long des chaussées sur lesquelles d'autres troupes viendraient les jours suivants faire halte à leur tour : *on ferait ouvrir d'urgence une feuillée qui serait comblée de même au moment où la colonne se remettrait en marche : on ne saurait trop veiller à l'accomplissement de ces mesures hygiéniques, au point de vue de la prophylaxie de la fièvre typhoïde et du choléra.*

# II. — SYMPTOMES ET TRAITEMENT

DES PRINCIPALES MALADIES AUXQUELLES LES TROUPES SONT
EXPOSÉES EN ANNAM ET AU TONKIN

L'expérience prouvant que la discipline hygiénique prévient ou atténue les maladies individuelles, comme elle préserve des maladies épidémiques et contagieuses, il importe que tout homme indisposé ou souffrant ne tarde pas à se présenter à la visite du chef de poste, ou y soit conduit d'office par ses chefs immédiats.

Les chefs de poste trouveront dans la présente *Instruction* des indications sur les premiers soins à donner : si la maladie persiste ou s'agggrave, *ils feront évacuer sans retard le malade sur la formation sanitaire la plus voisine de leur résidence,* EXCEPTÉ S'IL S'AGIT DU CHOLÉRA OU DE LA VARIOLE.

### Coliques et indigestions.

Surviennent fréquemment à la suite d'un refroidissement, de l'ingestion de fruits verts, d'aliments mal préparés, de mauvaise qualité ou pris en excès, ainsi qu'à la suite de l'abus de boissons froides.

*Traitement :* frictionner le ventre avec de la flanelle, le couvrir de linges chauds, ou d'un cataplasme fait avec du riz bouilli, appliqué chaud, et arrosé avec 50 gouttes d'alcoolé d'extrait d'opium.

Dans le cas de forte indigestion, comme il arrive après l'usage de conserves avariées, donner des boissons très chaudes, du thé légèrement alcoolisé ; s'il y a envie de vomir, administrer un vomitif (ipécacuanha, 1 gramme et demi dans un quart de verre d'eau froide) ; donner ensuite de grandes verrées d'eau tiède pour faciliter les vomissements.

### Embarras gastrique.

Perte de l'appétit, dégoût pour les aliments ; lassitude dès les premiers jours ; puis nausées ou vomissements, langue blanchâtre, pâteuse, amère ; malaise général sans fièvre ; souvent de la diarrhée.

*Traitement :* un vomitif (ipéca un gramme 50 centigrammes) ;
dès que les vomissements commencent, administrer des verrées
d'eau tiède pour qu'ils soient moins pénibles. *Diète absolue.*
Infusion de thé léger.

Le second jour, bouillons, potages, œufs, *la diète étant la
base du traitement.*

Le troisième jour, aliments légers, ensuite revenir progressivement à l'alimentation et aux exercices habituels.

---

### Diarrhée simple.

Le plus souvent bilieuse ; se complique souvent d'embarras
gastrique ; causée le plus souvent par des écarts de régime, par
le froid, quand on s'est imprudemment découvert, par l'humidité
quand on se couche sur la terre ou dans l'herbe, le soir ou la
nuit.

*Traitement : Diète absolue le premier jour ;* administrer
15 grammes (une cuillère à soupe) de sulfate de soude ou de
magnésie dissous dans un verre d'eau, ou 20 grammes (une
cuillère à soupe) d'huile de ricin, dans une tasse de thé. Infusion
de thé léger, chaud ; tenir le ventre chaud. Le second jour,
donner dans un peu de tisane (en trois ou quatre fois) de 20 à
30 gouttes d'alcoolé d'opium : on peut remplacer ce breuvage
par deux pilules d'opium à prendre à 6 heures d'intervalle.

Boire de l'eau de riz simple ou de l'eau bouillie dans laquelle
on aura délayé des blancs d'œufs (deux pour un litre).

Continuer les mêmes moyens si la diarrhée persiste ; on pourra
ajouter à ce traitement de 5 à 10 grammes de sous-nitrate de
bismuth à prendre chaque jour dans un demi-verre d'eau sucrée.
(Ne point s'étonner dans ce cas si les selles deviennent noires :
il en est toujours ainsi après l'administration du bismuth).

---

### Dysenterie aigüe.

Débute souvent par la diarrhée simple ; mais bientôt violen-
tes coliques, envies fréquentes, très douloureuses et souvent
illusoires d'aller à la selle ; expulsion de matières glaireuses,
sanguinolentes, souvent de sang pur ; grand accablement, souvent de la fièvre ; soif très vive.

*Traitement : Diète absolue* le premier jour. Sulfate de soude ou de magnésie 20 grammes ; thé léger ; puis après les premières selles succédant au purgatif, administrer dans les 24 heures 30 gouttes de teinture d'opium ; pour tisane, donner de l'eau albumineuse (blancs d'œufs. *V Diarrhée*). Le lendemain, lait, bouillon, potages légers, œufs, sulfate de magnésie ou de soude, 15 grammes. Teinture d'opium et tisane comme la veille. Le troisième jour, sulfate de magnésie, 10 grammes, opium, tisane, régime alimentaire comme la veille (riz, lait).

Continuer ainsi en diminuant de jour en jour la dose du purgatif (de 10 à 5 grammes) tout en maintenant la même dose d'opium, jusqu'à ce que la constipation se produise. Continuer rigoureusement le même régime alimentaire, lait, riz, œufs, bouillons, potages légers ; ne permettre le pain et la viande que lorsque la convalescence est établie. La maladie étant grave et très sujette à récidiver, prendre de grandes précautions dans la convalescence, éviter avec le plus grand soin le froid, l'humidité, l'usage des fruits, les aliments échauffants, les écarts de régime, *l'usage des boissons alcooliques ;* il faut porter une ceinture de flanelle et des vêtements chauds. Si la diarrhée reparaît, se mettre au régime lacté, et faire usage de l'alcoolé d'opium (de 20 à 30 gouttes par jour) ainsi que du sous-nitrate de bismuth (de 5 à 12 grammes par jour).

*En principe, évacuer d'urgence le malade sur la formation sanitaire la plus voisine.*

---

### Fièvres telluriques.

Elles se montrent généralement sous deux formes distinctes :

1º La fièvre *intermittente*, caractérisée par des *accès* qui cessent complétement après avoir duré plusieurs heures, et se reproduisent le lendemain à la même heure ou à peu près (fièvre quotidienne) ou le surlendemain (fièvre tierce), quelquefois après deux jours de calme complet (fièvre quarte).

2º La fièvre *rémittente*, caractérisée par une fièvre continue qui devient, par intervalles périodiques, beaucoup plus forte, comme si un accès intermittent venait se surajouter à elle.

Toutes deux peuvent devenir *pernicieuses*, c'est-à-dire très rapidement mortelles si le sulfate de quinine n'est pas immédiatement et méthodiquement administré.

*Dans tous les cas, il faut noter l'heure à laquelle l'accès commence, c'est en principe le régulateur du traitement.*

## Fièvre intermittente simple.

Elle présente généralement trois périodes distinctes :

1º *Frisson* : Faire coucher le malade, le couvrir, lui administrer du thé chaud ;

2º *Chaleur* : Continuer la boisson chaude et délayante ; éviter que le malade ne se refroidisse ;

3º *Sueur* : Diminuer progressivement l'emploi de ces moyens.

Après l'accès, changer de linge, garder le repos, éviter tout écart de régime.

*Traitement* : En principe, administrer la quinine 8 heures au plus, 6 heures au moins avant le retour probable de l'accès, afin que le médicament ait le temps de substituer, dans l'organisme, son action à celle du poison morbide qui détermine l'accès.

Si le premier accès a commencé à 3 heures du soir, administrer tout d'abord un vomitif (Ipéca, 1 gramme 50), à 5 heures du matin ; puis, à 7 heures, les vomissements ayant complétement cessé, donner 1 gramme de sulfate de quinine dans un quart de verre d'eau sucrée, à laquelle on ajoutera un peu de suc de citron ou d'acide tartrique, pour faire dissoudre la quinine. (Il ne faut *jamais* envelopper la quinine dans du *papier à cigarettes* qui ne se dissout point dans l'estomac).

*Une cuillère à café remplie de sulfate de quinine cristallisé ne dépassant pas les bords de la cuillère, contient un* DEMI-GRAMME *(0,50) de ce médicament.*

*Une cuillère à soupe contient* AU MAXIMUM *20 grammes d'eau : elle contiendrait donc un peu moins de* UN GRAMME *de sulfate de quinine en solution réglementaire au 20º.*

Dans la journée, manger peu, prendre du thé, boire un petit verre de vin de quinquina. Le lendemain matin, à 7 heures, prendre un nouveau gramme de sulfate de quinine, et ainsi de suite pendant 5 jours *au moins*, en ayant soin de noter toujours l'heure de l'accès, et d'avancer proportionnellement l'heure à laquelle on administrera la quinine. Ensuite, pendant dix jours, prendre journellement, comme il vient d'être dit, 50 centigrammes de sulfate de quinine, et matin et soir un petit verre de vin de quinquina. Pendant tout le traitement et la convalescence, manger modérément, éviter toute nourriture ou boissons échauffantes ou surexcitantes ; éviter soigneusement les refroidissements, les transitions brusques de température ; ne point sortir dans les heures chaudes du jour ; se garantir de l'action directe du soleil (casque et parasol) ; se bien couvrir pendant la soirée et la nuit.

*C'est parce que l'on ne continue pas assez longtemps le traitement que la maladie récidive peu après une convalescence rapide en apparence :* il faut prendre de la quinine pendant au moins 15 jours, que la fièvre soit quotidienne, tierce, quarte, ou rémittente, alors même que les premiers accès ont été légers.

---

## Fièvre rémittente.

Si, dans une fièvre qui ne cesse pas (élévation du pouls de 60 pulsations à 80, 100 et plus, chaleur, sueur, accablement prolongé) se montrent des *redoublements périodiques, intermittents,* revenant à intervalles assez sensiblement réguliers, la peau restant chaude dans l'intervalle des accès, la soif vive, le pouls élevé, la langue blanche ou jaunâtre, les selles bilieuses et fétides, le mal de tête violent, il faut administrer le sulfate de quinine comme il vient d'être dit, après avoir fait vomir le malade avec de l'ipéca (1 gramme 50 ~~grammes~~); mais il faut porter la dose de quinine à 2 grammes (un gramme le matin, un gramme le soir) pendant les premiers jours : cependant on purgera le malade tous les deux jours, tantôt avec le sulfate de soude ou de magnésie (15 grammes) tantôt avec l'huile de ricin (15 grammes) que l'on ne fera prendre que 4 heures après l'administration du sulfate de quinine.

La fièvre rémittente se compliquant souvent d'un état typhoïde, on évacuera le malade sur la formation sanitaire la plus voisine si elle ne tend pas visiblement à la guérison vers le 4e ou le 5e jour.

---

## Accès pernicieux.

On les observe généralement sous trois formes :

1º *Accès comateux :* Mal de tête excessif, atroce, perte de connaissance, pouls fort et dur, peau chaude, respiration bruyante.

2º *Accès délirant :* Agitation considérable, extrême; le malade s'agite, se lève, se débat, devient dangereux pour autrui ou pour lui-même, comme s'il était halluciné ou aliéné : pouls vif, sueurs profuses;

3º *Accès algide :* Le visage pâlit; la peau se refroidit, se ride; la sueur devient froide et visqueuse; les extrémités sont, soit blanches et froides comme du marbre, soit colorées en bleu noirâtre par la congestion sanguine : ces cas ont d'ordinaire toute l'apparence extérieure d'une atteinte grave de choléra. Ils sont dits « *accès pernicieux cholériformes.* »

DANS TOUS CES CAS, il faut, SANS ATTENDRE UN INSTANT, ET DANS L'ACCÈS MÊME, administrer au malade *deux grammes* de sulfate de quinine, comme première dose : on fera au besoin ouvrir la bouche avec le manche d'une cuillère ou un coin de bois : si le malade vomit la quinine, administrer, une demi-heure après, une dose proportionnelle à ce qui a pu être rejeté.

Dans l'*accès comateux*, frictionner vigoureusement les jambes, les bras, le tronc avec de la flanelle sèche ou imbibée d'un liquide excitant (alcool, tafia, vinaigre, térébenthine). Appliquer des sinapismes aux jambes et aux cuisses ; donner 20 grammes de sulfate de magnésie et, s'il se peut, un lavement salé (eau 500 grammes, sel marin deux poignées) froid. On peut aussi, quand la congestion cérébrale est très forte, appliquer successivement deux sangsues derrière chaque oreille, en les remplaçant au fur et à mesure qu'elles tombent, sans en mettre au total plus d'une douzaine ; on cessera leur application si le malade recouvrait sa connaissance.

Dans *l'accès délirant*, veiller à ce que le malade ne nuise ni à à lui-même ni à autrui ; lui appliquer des compresses fraîches sur la tête, *les renouveler incessamment*, mettre des sinapismes aux jambes et aux cuisses ; purgatif et lavement salé comme il a été dit ci-dessus.

Dans l'*accès algide*, réchauffer le malade par des frictions énergiques comme pour l'accès comateux, l'entourer de bouteilles remplies d'eau chaude, lui faire prendre du thé alcoolisé très chaud, tout faire pour provoquer le réchauffement et la sueur : mais, *comme il se pourrait que cet accès pernicieux algide ne fût autre chose qu'un cas de choléra, on isolera immédiatement le malade, et on prendra pour désinfecter ses vêtements, ses déjections, tout ce qui aura été à son usage, les mesures qui seront ci-après indiquées pour le choléra.*

La mort peut survenir pendant l'accès pernicieux quelle que soit sa forme ; si le malade a le bonheur de survivre, il faut craindre que le retour de l'accès ne soit mortel, et, comme il a lieu le plus souvent à un moment que l'on ne saurait prévoir, il faut, 4 heures après la cessation du premier accès, donner 1 gramme de sulfate de quinine et, après une nouvelle période de 12 heures, un autre gramme ; on pourra ensuite laisser passer 24 heures avant de reprendre l'administration journalière de ce médicament. *(V. Fièvre intermittente).*

## Choléra.

Le choléra étant endémique dans la population annamite, il importe que les chefs de poste se renseignent auprès des autorités du pays sur l'état sanitaire des villages environnants ; s'ils ont lieu de croire qu'un village est contaminé, ils le consigneront absolument à la troupe, et empêcheront toute communication avec ses habitants ; ils s'enquerront de l'état sanitaire des coolies qui sont employés aux convois de ravitaillement, et *rendront immédiatement compte au Commandant de la région, soit des épidémies dont ils auront appris l'existence dans la population indigène, soit des cas de choléra qui viendraient à se produire dans les postes ou détachements soumis à leur autorité.* TOUS LES CHOLÉRIQUES SANS EXCEPTION SERONT TOUJOURS SOIGNÉS SUR PLACE, ET NE SERONT JAMAIS ÉVACUÉS A LONGUE DISTANCE ; l'expérience a prouvé qu'ils pouvaient donner le choléra sur leur route, l'importer dans l'hôpital ou l'ambulance sur lesquels on les a dirigés, *et où ils n'arrivent que morts ou mourants.* Il est prouvé aussi que la guérison de la maladie est en rapport direct avec la rapidité des premiers soins.

Le premier et le plus important devoir du chef de poste est, *d'isoler immédiatement le malade cholérique ;* il devra donc faire choix *par avance* d'un bon abri (pagode ou paillotte) situé à 200 mètres au moins de son poste, éloigné de toute autre habitation, où il pourra faire transporter d'urgence le cholérique avec tout ce qui est à son usage, havre-sac, couverture, literie ; il lui fera personnellement donner les soins indiqués ci-dessous, les hommes employés comme infirmiers seront, comme les malades, isolés de la troupe.

SYMPTOMES DE LA MALADIE. — *Presque toujours annoncé plusieurs jours d'avance par une diarrhée plus ou moins abondante,* le choléra se caractérise par un accablement excessif, des selles abondantes, sans odeur, blanchâtres, contenant dans un liquide incolore, de tout petits grumeaux analogues à du riz cuit dont chaque grain serait séparé en un grand nombre de fragments ; par des vomissements de même nature, très douloureux ; par une sensation d'oppression extrême, de chaleur intérieure excessive, *de brisure* dans la poitrine ou au creux de l'estomac ; par des crampes extrêmement douloureuses ; par la suppression des urines, le refroidissement des extrémités avec sueurs visqueuses, tandis que la peau des mains et des pieds se plisse comme elle fait après un bain très prolongé. Les extrémités se refroidissent de plus en plus, ce qui contraste avec cette chaleur intérieure qui dévore les malades : les pieds et les mains, les avant-bras et les jambes deviennent, ainsi que la face, de couleur violâtre ; les yeux se retirent au fond de l'orbite, ils s'entourent d'un large cercle d'un bleu noir ; le nez, la langue deviennent froids ; les vomissements, les selles, les crampes se multiplient, la souffrance devient atroce, l'oppression augmente ; puis le malade tombe dans l'insensibilité ; le refroidissement devient général, et le malade s'éteint dans le coma.

Tel est l'accès grave, souvent mortel en quelques heures ; mais il y a bien des degrés dans le mal ; la réaction n'est pas moins redoutable que la première atteinte, puisqu'elle enlève un grand nombre de ceux qui avaient résisté aux premiers accidents

PROPHYLAXIE DU CHOLÉRA. — *Elle est toute entière dans les soins préventifs à donner aux hommes atteints de diarrhée, même simple ; dans l'isolement hâtif, rapide et absolu des malades suspectés ou atteints de choléra confirmé, dans la désinfection chimique immédiate des déjections des cholériques (vomissements et selles) ; dans la désinfection immédiate de leurs vêtements, dans la destruction par le feu de tout ce qui, ayant été à l'usage des cholériques, ne peut être ni assaini, ni désinfecté. Elle est, avant tout, dans la mise en quarantaine de rigueur des villages, des cantonnements, des convois contaminés, dans le fractionnement des troupes atteintes par la maladie, dans l'isolement prolongé des convalescents.*

Il faut absolument exiger que tout homme atteint de diarrhée, *même légère*, se présente ou soit présenté d'office à la visite, et isolé des autres malades ou de la chambrée.

On le mettra au régime ; on lui fera prendre de l'eau de riz et de l'opium (1 ou 2 pilules de 5 centigrammes chaque, ou 20 gouttes d'alcoolé d'opium, de laudanum ou d'élixir parégorique) ainsi que du thé chaud alcoolisé.

On veillera à ce qu'il ne fasse pas d'excès d'aliments ou de boisson, ne se surexcite pas par des liquides alcooliques ; à ce qu'il porte sa ceinture de flanelle, même la nuit ; à ce qu'il évite le froid et l'humidité.

*Il n'ira pas aux latrines communes*, ses matières seront spécialement désinfectées comme il sera dit ci-après ; il sera en réalité en *quarantaine d'observation.*

*Dès l'apparition des premiers symptômes (selles, vomissements) le malade sera éloigné du casernement et transporté avec tout ce qui est à son usage (sac, vêtements, literie) dans le local spécial dont le chef de poste aura fait choix comme il a été dit ci-dessus ; sa chambrée sera immédiatement évacuée, les murs seront blan-*

*chis à la chaux, le sol sera lavé avec un liquide désinfectant, les latrines auxquelles il a pu se rendre seront désinfectées de même.*

*On surveillera l'état de santé des hommes qui habituient la même chambrée que le malade.*

## Traitement du choléra.

Frictionner vigoureusement et longtemps les membres avec de la flanelle sèche ou imbibée d'un liquide excitant (alcool, tafia, vinaigre, térébenthine); administrer des boissons chaudes : thé alcoolisé, eau aromatisée avec l'essence de menthe, l'eau de mélisse, la chartreuse, la cannelle; donner par cuillère à soupe de quart d'heure en quart d'heure une potion faite avec : *eau bouillie 250 grammes, eau de menthe ou de mélisse ou alcoolé de cannelle, une cuillère à soupe, alcoolé d'opium, ou laudanum, ou élixir parégorique, 30 gouttes, éther, 30 gouttes.* Ne cesser les frictions qu'après l'établissement de la chaleur; surveiller le retour du froid; recommencer les mêmes moyens avec persévérance et tenacité; insister, dès le début, sur l'administration de la potion opiacée, que l'on renouvellera au besoin en ne la donnant plus que toutes les heures : *ne jamais faire d'injections de morphine.* Si les vomissements sont très fréquents, attendre un peu de calme pour administrer la potion opiacée. Les malades éprouvent d'ordinaire un grand soulagement quand on les *enveloppe dans un drap mouillé appliqué directement sur la peau*; cette application est presque toujours suivie d'une réaction favorable, avec rétablissement de la chaleur; on peut y revenir plusieurs fois *tant que la peau du malade reste ou redevient froide.*

Quand le mieux être se produit, ce qui s'annonce par la cessation des vomissements, des selles, des crampes, le retour des des urines, la persistance de la chaleur de la peau, diminuer de moitié la dose de l'opium, continuer les boissons portant à la sueur et aux urines, donner des bouillons, des potages, du vin généreux, du vin de quinquina.

Si, dans la convalescence, des accidents se produisent du côté de la poitrine ou du cerveau, ils sont dus à la violence de la congestion sanguine produite pendant la première période, et le plus souvent au-dessus des ressources de l'art.

On ne peut considérer un cholérique comme guéri que lorsque sa diarrhée a complétement cessé, ce qui n'arrive quelquefois qu'après une vingtaine de jours ; *le malade doit être main-tenu isolé, tant qu'il aura la diarrhée,* alors même qu'il aurait recouvré les apparences de la santé.

*On n'évacuera les convalescents sur les formations sanitaires voisines ou on ne les laissera rentrer dans leur ancien cantonnement que sur l'autorisation de l'autorité militaire supérieure,* afin qu'elle puisse prendre les mesures qu'elle jugera être nécessaires.

Dans tous les cas un cholérique ne devra quitter l'ambulance qu'après lavage et désinfection complète du linge et de tous les objets à son usage, il devra lui-même s'être lavé le corps tout entier ; les hommes qui l'ont soigné prendront les mêmes précautions.

Tout cholérique décédé sera inhumé dans les 12 heures ; la fosse aura deux mètres de profondeur ; on couvrira le cadavre d'une épaisse couche de chaux ; après avoir remblayé la fosse, on foulera fortement le sol à sa surface.

Les vêtements et toute la literie seront immédiatement détruits par le feu.

*Afin d'éviter la contagion, il convient de ne faire accompagner les cholériques au cimetière que par l'un des brancardiers de l'ambulance.*

Désinfection des vêtements, des déjections, des batiments, etc. — Il y aura en permanence à la porte de l'ambulance une jarre ou un demi-tonneau rempli d'une solution de sulfate de cuivre, dans laquelle on plongera immédiatement tous les vêtements du cholérique, les *draps* et les *couvertures* qui auront été à son usage.

*Il est d'une conséquence infinie que les déjections ne soient reçues que dans des vases contenant préalablement une substance désinfectante qui neutralise immédiatement les propriétés et les effets nuisibles de ces matières.*

On obtiendra cette désinfection en versant dans les récipients un verre à boire de l'une des solutions suivantes :

1º Eau, 1 litre : sulfate de cuivre 20 grammes ;

2º Eau, 1 litre : sulfate de fer 20 grammes ;

3º Eau, 1 litre : bichlorure de mercure (sublimé) 1/2 gramme ;

4º Eau, 1 litre : chlorure de zinc liquide (liqueur de St-Luc) un demi-verre.

Les déjections doivent être jetées dans une fosse très profonde, éloignée des habitations, et ne communiquant ni avec des puits, ni avec des mares, ni avec un cours d'eau ; on jettera dans cette fosse, avant de la recouvrir, de la chaux vive, ou du charbon, selon les ressources du pays.

2.

Les effets et la literie des hommes décédés seront brûlés sans délai.

En principe (article 101 du règlement sur le Service de Santé en campagne) lorsque la fermeture des hôpitaux à destination spéciale est ordonnée, les abris provisoires créés, la paille, la literie, les effets, *sont toujours détruits par le feu;* le personnel et le matériel sont toujours soumis à des mesures de désinfection et de police sanitaire. Le moment de cette incinération *totale* devant être celui de la fermeture de l'hôpital ou de l'ambulance, *on prendra avant d'y procéder, les ordres du commandement.*

Avant d'être admis à rentrer dans le cantonnement, les brancardiers et infirmiers doivent prendre pour eux-mêmes les mesures d'assainissement et de désinfection indiquées plus haut ~~en particulier, les autres mesures étant du ressort du commandement~~ pour les cholériques convalescents.

*Partout où ces prescriptions hygiéniques ont été rapidement et complétement mises en pratique, où l'isolement des cholériques a été absolu, le choléra ne s'est montré que par cas isolés; partout ailleurs où elles n'ont pas été suivies on a vu se développer une épidémie funeste.*

Il faut donc exécuter ces prescriptions avec le soin le plus minutieux, les autres mesures étant du ressort du commandement supérieur, *auquel tous les cas de choléra seront déclarés d'urgence.*

---

## Variole.

Elle s'annonce d'ordinaire par une fièvre violente, accompagnée d'un mal de tête atroce et de douleurs dans les reins; l'éruption vient ensuite. Elle est fréquente dans la population annamite, très rare chez les soldats qui ont été revaccinés.

*Traitement.* — Isoler rigoureusement les malades, leur donner des boissons délayantes; veiller à ce qu'ils ne se refroidissent pas pendant la nuit; quand les boutons se développent, oindre le visage avec un gros pinceau trempé dans de l'huile; rendre compte d'urgence à l'autorité supérieure; ne placer près des malades que des infirmiers ou brancardiers vaccinés ou revaccinés avec succès certain, ou ayant eu la petite vérole; faire désinfecter et, en cas de mort, détruire tout ce qui aura été à leur usage personnel; faire incinérer les paillasses et matelas; en ce qui concerne les locaux, les désinfecter soigneusement, et si leur incinération paraît indispensable, en référer à l'autorité supérieure.

On procédera pour l'inhumation comme il a été dit pour les cholériques.

## Fièvre typhoïde.

Toujours précédée des symptômes de l'embarras gastrique, compliqué de fièvre plus ou moins forte et continue, avec un accablement excessif, lourdeur de tête, diarrhée, ballonnement du ventre, saignements de nez, symptômes dont la persistance et l'aggravation *nécessitent rapidement l'évacuation du malade sur l'ambulance la plus voisine* : tout *embarras gastrique* qui ne guérit pas franchement en cinq jours *au plus* doit faire craindre le commencement d'une fièvre typhoïde, maladie grave et contagieuse : pendant la période *d'observation*, mettre le malade *à la diète*, les indigestions étant, en cet état, fréquentes et funestes; lui donner seulement du bouillon, de la tisane, un purgatif tous les deux jours (huile de ricin ou sulfate de magnésie ou de soude 20 grammes); faire appliquer des compresses fraîches sur le ventre et sur la tête, faire trois fois par jour, même pendant le redoublement de la fièvre et de la chaleur qui l'accompagne, des lotions fraîches à l'aide d'une serviette mouillée que l'on promène sur tout le corps. Désinfecter soigneusement les latrines dans lesquelles on jette les matières et déjections.

---

## Ivresse alcoolique et convulsive.

Tantôt l'ivresse fait tomber les hommes dans un sommeil apoplectique, tantôt elle les surexcite jusqu'à les rendre fous furieux : on neutralise ces effets dangereux de l'ivresse en faisant prendre à l'ivrogne un verre d'eau froide contenant *de 10 à 20 gouttes* d'ammoniaque : il sera ensuite avantageux de le faire vomir (ipéca, 2 grammes dans un demi-verre d'eau); si les vomissements tardent à se produire, exciter le fond de la gorge avec les barbes d'une longue plume.

Il importe de ne pas laisser ignorer aux troupes que si dans les pays froids et en Europe on peut user assez largement des liqueurs alcooliques, il n'en est plus ainsi dans les pays chauds, au Tonkin particulièrement, où l'usage habituel de l'alcool ne surexcite d'abord les forces que pour les déprimer bientôt d'une manière excessive; l'abus des boissons alcooliques est si funeste qu'il rend graves les maladies que la sobriété habituelle rend légères; *chez les alcooliques,* la dyssenterie, la fièvre intermittente, l'insolation, le choléra, sont *très fréquents et toujours mortels.*

## Insolation : coup de soleil, coup de chaleur.

Les effets en sont légers ou graves, superficiels ou profonds.

Si l'action de la chaleur solaire s'est bornée à la peau, elle y produit une irritation semblable à celle d'un vésicatoire : la peau rougit, des cloches se produisent : il n'y a qu'à faire usage de compresses fraîches; ensuite on active la dessiccation des cloches par l'application de bismuth ou d'amidon très finement pulvérisé. Si la surface irritée suinte abondamment, faire un pansement avec un linge fin enduit d'huile ou de glycérine ou bien de vaseline.

Mais il arrive fréquemment que l'action de la chaleur solaire détermine des accidents extrêmement graves du côté du cerveau et *des organes de la respiration;* les insolés sont pris, plus ou moins brusquement, de mal de tête excessif, de vertiges, de délire, d'excitation violente, d'hallucinations; d'autres fois ils sont dans un accablement profond, avec assoupissement léthargique; la respiration est pénible, anxieuse; il y a perte de la connaissance, de la sensibilité, suspension des mouvements respiratoires, syncope qui peut être rapidement mortelle.

Il faut, dans ces cas graves et inquiétants, débarrasser immédiatement le malade de son sac, de ses armes, de ses vêtements, *de tout ce qui peut gêner l'action respiratoire;* le faire coucher à l'ombre; appliquer incessamment des compresses fraîches sur la tête; flageller la face, la poitrine, le ventre, le dos avec un linge mouillé; faire des frictions énergiques sur le tronc et les membres avec de la flanelle imbibée d'un liquide excitant; pendant que l'on fait tout cela, on fera respirer au malade par intervalles, de l'éther, de l'ammoniaque; s'il y a de la surexcitation ou des hallucinations, il faut veiller à ce que le malade ne nuise ni à lui même ni à autrui; cet état se termine quelquefois rapidement par la mort; dans les cas moins graves, il se produit de la fièvre, et il faut évacuer le plus tôt possible le malade sur la formation sanitaire la plus voisine, en raison des accidents de méningite ou de congestion pulmonaire qui exigent toutes les ressources de l'art.

---

## Rhume et bronchite.

La toux, des crachats plus ou moins abondants, souvent de la courbature, de la fièvre, la perte de l'appétit sont les symptômes ordinaires du rhume et de la bronchite qui ne sont que des degrés différents de la même maladie.

*Traitement*. — Au début un gramme d'ipéca; dans la journée infusion chaude de thé léger : on pourra y ajouter du sucre et trois cuillerées à bouche de tafia par verre de tisane; le soir une pilule d'opium ou 10 gouttes d'alcoolé d'opium dans un peu de tisane. On agira ainsi, en ce qui concerne la potion alcoolisée et l'opium, pendant plusieurs jours de suite : souvent une transpiration abondante hâte la terminaison de la maladie; il n'y a aucun inconvénient à la provoquer, il faut pendant toute la durée d'une bronchite se couvrir assez pour éviter l'influence fâcheuse du refroidissement.

## Fluxion de poitrine et pleurésie.

Elles ont pour symptômes communs, la toux fréquente et quinteuse, un point de côté douloureux, la difficulté de respirer, et une fièvre qui devient très violente. Dans la pleurésie, les quintes de toux n'amènent que quelques crachats blancs; dans la fluxion de poitrine, il y a du sang dans les crachats qui ne tardent pas à prendre la couleur du jus de pruneaux d'un jaune plus ou moins foncé.

*Traitement*. — Badigeonner le côté douloureux avec de la teinture d'iode; donner des tisanes chaudes; une pilule d'opium ou 20 gouttes d'alcoolé d'opium dans un peu de tisane sucrée, à prendre en 4 fois dans les 24 heures; une potion composée de thé sucré, un grand verre, avec trois ou quatre cuillers à soupe de rhum ou de tafia. — Il est indispensable de faire évacuer le malade d'urgence sur la formation sanitaire la plus voisine.

## Empoisonnements.

Les empoisonnements par fruits vénéneux sont fréquents au Tonkin, où les solanées vireuses et les strychnées abondent. Ils déterminent souvent des hallucinations et des convulsions, du délire ou une prostration absolue.

*Traitement*. — Administrer de suite 1 gr. 50 d'ipécacuanha pour débarrasser l'estomac; quand les vomissements ont cessé, faire avaler 20 gouttes de teinture d'iode dans un verre de vin, de café ou de thé; une heure après donner une pilule d'opium ou 10 à 15 gouttes d'alcoolé d'opium dans un peu de thé sucré.

Il est bien évident que dans l'empoisonnement par l'opium qui est assez fréquent parmi les Tonkinois il faudrait borner le traitement au vomitif, à l'administration de l'iode et aux boissons excitantes, telles que le thé et surtout le café chauds en infusion forte. Les préparations opiacées ne seraient données que dans l'empoisonnement par la belladonne ou les strychnées.

## Gale.

Très fréquente parmi les Annamites qui la communiquent aux Européens.

*Traitement.* — Frictionner vigoureusement pendant une heure au moins toute la surface du corps avec de la pommade d'Helmerich ou du pétrole : cette friction doit se faire avec les mains. (Il est avantageux de prendre préalablement un bain tiède, prolongé pendant une heure).

Pendant la friction, exposer tous les vêtements à la vapeur de soufre dans un endroit parfaitement clos, afin de détruire les œufs ou les parasites qu'ils pourraient contenir.

Garder sur la peau la pommade laissée par la friction : deux jours après *seulement,* se laver tout le corps avec de l'eau chaude et du savon noir. Changer de linge et de vêtements. Ce traitement, convenablement pratiqué, est toujours suivi de guérison complète.

La gale s'accompagne souvent d'éruptions secondaires (eczéma aïgu ou chronique) auxquelles il faudrait bien se garder d'appliquer le même traitement. Une fois que la friction est faite si des éruptions persistent ou se développent il faut les traiter par les cataplasmes et les émollients.

## Plaies annamites.

Très fréquentes au Tonkin, *elles doivent être soignées de très bonne heure,* en raison des accidents graves qu'elles peuvent déterminer, et de la lenteur de la guérison quand on les néglige.

*Traitement.* — Repos absolu; appliquer sur l'ulcère des médicaments excitants; alcool, teinture d'aloès, poudre de camphre, iodoforme, teinture d'iode; ne faire usage de cataplasmes que si la douleur et l'inflammation sont excessives, car les émollients aggravent le plus souvent l'ulcération progressive des tissus. Si la plaie reste stationnaire ou s'agrandit, faire évacuer le malade sur la formation sanitaire voisine.

## Rage. — Morsure des serpents.

Qu'il s'agisse d'un chien supposé enragé ou d'un serpent supposé venimeux (et il y en a de plusieurs espèces au Tonkin) le traitement sera le même.

Cautériser profondément les plaies avec de l'ammoniaque ou avec un fer rougi à blanc ; faire prendre au blessé, pendant trois jours de suite, 20 gouttes d'ammoniaque dans un verre d'eau. Si les plaies tardent à guérir les toucher avec de la teinture d'iode ; évacuer au besoin le blessé sur un hôpital.

## Asphyxie par pendaison.

Couper la corde au plus vite ; amener le pendu à l'air frais ; le débarrasser de tout ce qui peut gêner la respiration : lien constricteur du cou, cravate, ceinture, etc. ; mettre le corps dans la position horizontale ; débarrasser la bouche et le nez de l'écume et de tout corps étranger ; presser symétriquement sur les côtes avec les mains, cesser la pression, la recommencer, et ainsi de suite pour pratiquer la respiration artificielle (voyez le § suivant) ; approcher des narines un flacon d'ammoniaque ou de vinaigre ; chatouiller avec une paille ou les barbes d'une plume l'intérieur du nez ; porter le doigt profondément dans l'arrière-gorge pour abaisser la langue pendant que l'on fait continuer les pressions alternatives sur la poitrine ; faire sur les membres des frictions sèches et prolongées.

## Asphyxie par submersion.

Déshabiller rapidement le noyé ; battre la poitrine, les jambes, les cuisses, l'abdomen avec une serviette mouillée : *Elever rapidement les bras du noyé jusqu'à porter les mains au-dessus de sa tête, les abaisser ensuite jusqu'à coller ses mains le long de ses cuisses : continuer ces mouvements alternatifs d'élévation et d'abaissement.*

Appliquer le long du corps des briques chaudes, des bouteilles remplies d'eau chaude ; frictionner vigoureusement les jambes et la poitrine continuer tous ces moyens avec énergie et la plus grande persistance, car on a vu des noyés *revenir à la vie, à l'aide*

*de ces moyens, après 4 et même 6 heures et plus de mort apparente.*
Le refroidissemement progressif et général doit seul faire cesser
des tentatives qui ont été si souvent suivies de succès.

Si la respiration se rétablit, continuer pendant quelque temps
encore les mêmes pratiques, pour assurer la réaction ; puis laisser
le malade au repos; le bien couvrir; lui faire prendre du thé
chaud, légèrement alcoolisé ; veiller à ce qu'il reste dans le
calme.

---

# III. — BLESSURES DE GUERRE

Il convient évidemment dans tous les cas de blessures de guerre,
de faire transporter le plus tôt possible les blessés dans un hôpital
ou une ambulance pourvus de tous les moyens curatifs ; il est
des indications indispensables ou utiles à remplir, pour que les
blessés souffrent le moins possible du transport, et reçoivent, dès
le moment de leur blessure, des soins rationnels ; on les trouvera
ci-après.

---

## Blessures par instruments piquants
### (LANCES, FLÈCHES, SABRES).

Toujours graves si elles atteignent le cou, la poitrine ou le
ventre ; elles peuvent être suivies au cou, aux membres, d'hémorrhagies graves et même mortelles. S'il y a hémorrhagie, il faut se
hâter de mettre la partie à découvert, d'enlever tout lien constricteur, de faire comprimer *avec la main* le siège même de la
blessure et il faudra continuer cette compression tant que la
formation d'un caillot n'aura pas arrêté l'écoulement du sang ;
on appliquera ensuite un pansement simple. (Charpie imbibée de
vaseline ou d'alcool, compresse, bande médiocrement serrée).
On recommandera au blessé de ne pas faire d'effort, de rester
dans le repos le plus complet; on étanchera la soif qui est toujours vive avec une boisson rafraîchissante ; on veillera avec grand
soin, car le retour des hémorrhagies est le plus souvent insidieux
et leur succession affaiblit le blessé au point de le mettre en danger
de mort.

Si l'on a lieu de craindre que le ventre n'ait été perforé il faut
faire prendre au blessé 30 gouttes d'alcoolé d'opium pour calmer
ses souffrances.

Si la blessure a eu lieu par flèche empoisonnée, cautériser son trajet avec de l'ammoniaque, faire boire au blessé 20 gouttes d'ammoniaque ainsi qu'il a été dit plus haut. (*Rage*, etc.)

---

### Blessures par instruments tranchants.

Donnent presque toujours lieu à une abondante hémorrhagie ; y pourvoir comme il vient d'être dit ; puis favoriser la réunion des lèvres de la plaie par un pansement simple, médiocrement serré, *sous lequel le doigt pourra passer sans effort ;* car la partie ne tarde pas à se gonfler par le fait de l'inflammation, et la constriction deviendrait douloureuse et dangereuse. On arrosera ce pansement avec une solution phéniquée au 50e (eau 50 grammes acide phénique cristallisé 1 gramme) ou avec de l'eau fortement alcoolisée (eau 3/4 de litre, alcool ou tafia 1/4 de litre). On fera au blessé les mêmes recommandations que ci-dessus.

---

### Blessures par armes à feu. — Blessures par projectiles de guerre. — Plaies contuses.

Les contusions simples produites par des balles qui meurtrissent la peau sans la déchirer tout d'abord sont fréquentes : elles se traitent par l'application de compresses imbibées d'eau blanche et d'eau-de-vie camphrée, ou de tafia ; plus tard si la partie meurtrie devient noire et s'élimine sous forme d'escharre, laissant une véritable plaie à découvert, on panse cette plaie comme il a été dit plus haut.

On appelle *sillon par balle* la blessure produite par la simple déchirure de la peau et des tissus superficiels par un projectile qui les a déchirés en les effleurant ;

On appelle *plaie par balle* la blessure produite par la pénétration d'un projectile dans l'épaisseur du corps (tête, cou, tronc) ou d'un membre au sein duquel ce projectile reste contenu ;

On appelle *séton par balle* la blessure qui résulte du passage d'un projectile traversant le corps de part en part.

Une plaie n'a *qu'une* ouverture, un séton en a *deux*.

Qu'il s'agisse d'un *sillon*, d'une *plaie*, ou d'un *séton*, quand la blessure est *simple*, c'est-à-dire sans complication d'hémorrhagie ou de fracture, le traitement doit consister dans le repos complet de la partie, l'application de compresses et de charpie trempées dans la solution phéniquée indiquée ci-dessus, ou l'alcool camphré, le tafia étendu d'eau. Si une hémorrhagie se produit, on défera immédiatement le pansement pour y porter remède ; dans tous les cas, on aura grand soin de ne pas trop serrer la bande qui maintient les pièces d'appareil, car si la *contention* est indispensable, la *constriction* est douloureuse, et peut causer de graves complications.

On évacuera le blessé en immobilisant autant que faire se pourra, la partie malade. Si cette évacuation ne pouvait avoir lieu avant deux ou plusieurs jours, il faudrait faire arroser les pièces de pansement plusieurs fois dans les 24 heures avec la solution phéniquée ou alcoolisée ; on peut laisser le pansement en place sans le renouveler pendant les deux ou trois premiers jours, s'il n'y pas de complication, si le gonflement ne devient pas douloureux ; la suppuration ne s'établit en général qu'après deux ou trois jours ; elle suit l'apparition de la fièvre *traumatique :* les deux premiers jours sont généralement calmes, la fièvre et la douleur ne se produisant d'ordinaire que du 2ᵉ au 3ᵉ jour. Cependant les blesssés doivent manger peu, vivre surtout de bouillons et de potages, s'abstenir de toute boisson excitante ; ils ont en général une soif vive qu'il faut calmer ; il sera bon de leur faire prendre le soir une potion opiacée (alcoolé d'opium de 20 à 30 gouttes) ou une pilule d'opium. On laissera près d'eux un infirmier-brancardier pendant la nuit. Après deux ou trois jours on lèvera le premier pansement, après avoir eu soin de le mouiller largement avec de l'eau phéniquée ou alcoolisée pour qu'il se décolle sans que le blessé ait à souffrir ; on le renouvellera comme il a été dit ci-dessus : il est essentiel que le nouveau pansement soit préparé d'avance pour que la plaie ne reste pas exposée à l'air.

On renouvellera ainsi le pansement tous les jours si la suppuration est très abondante, tous les deux ou trois jours dans le cas contraire, tout en ayant soin de faire humecter de temps en temps les pièces superficielles du pansement avec de l'eau phéniquée ou avec de l'alcool ou du tafia pour combattre l'odeur que dégage la suppuration.

On augmentera progressivement les aliments du blessé, qui aura été tenu à la diète pendant tout le temps que durera la fièvre traumatique ; on aura soin que son lit ne se trouve pas placé dans un courant d'air ; la nuit on le couvrira de manière à le défendre de l'impression du froid.

Quand on l'évacuera, on recommandera au chef du convoi de mouiller de temps en temps les pièces d'appareil avec l'un des liquides ci-dessus indiqués, et dont on lui remettra une provision suffisante.

### Fractures simples.

Toute fracture exige l'immobilisation absolue de la partie blessée ; s'il s'agit des côtes, on entourera la poitrine avec un *bandage de corps* (serviette longue pliée en deux dans sa longueur); on le serrera assez pour qu'il s'applique exactement sur la peau, et arrête la douleur, sans gêner cependant la liberté des mouvements respiratoires dont il limite l'amplitude ordinaire : on le soutiendra avec un bout de bande, passant sur chaque épaule à la façon des bretelles. On réappliquera ce bandage tous les jours ou tous les deux jours, parce qu'il est très sujet à se relâcher.

Pour les fractures des membres, il faut placer la partie blessée dans un appareil qui maintienne artificiellement sa rectitude. Les meilleurs de tous, en chirurgie d'urgence, sont les gouttières ou demi-cylindres creux, dans lesquels on place le membre après l'avoir redressé ; il faut avoir soin de remplir avec une substance souple et élastique les vides qui existent naturellement entre le membre et la paroi rigide de la gouttière (coton, étoupe, ramie, paille, herbe sèche, etc.) substance faisant l'office de coussins de remplissage.

On peut fabriquer ces gouttières de bien des manières, par exemple avec une natte, le long de laquelle on disposera parallèlement des attelles, planchettes légères en bois ou en bambou; on peut, en ce pays, utiliser le demi-cylindre que forme la tige rigide qui supporte la feuille de l'aréquier ou du bananier, que l'on soutiendra latéralement avec des attelles plates en bambou.

Pour la fracture de la jambe, il faut que l'appareil dépasse le talon, de manière à bien soutenir le pied ; pour la fracture de l'avant-bras, l'appareil devra soutenir la main placée en pronation (les ongles en dessus) ; pour le bras, l'appareil devra immobiliser le coude, on soutiendra l'avant-bras, replié à angle droit contre la poitrine, à l'aide d'une écharpe qni s'attachera derrière le cou; on soutiendra de même l'avant-bras fracturé.

Pour la cuisse, la difficulté est beaucoup plus considérable, en raison du poids de la jambe et de sa mobilité; il faut de toute nécessité que la gouttière ou les attelles immobilisent le membre tout entier depuis la hanche et le bassin jusqu'au pied qui sera également compris dans l'appareil.

Ce qu'il y a de mieux à faire en attendant l'application d'un appareil méthodique, c'est de coucher le blessé sur le brancard qui servira à son transport, et dont le fond sera assez ferme pour ne pas céder au poids du bassin ; de passer sous la cuisse trois liens d'une longueur suffisante, d'en passer quatre sous la jambe ; de placer en dedans du membre une attelle en bois ou en bambou garni de linge pour qu'elle ne blesse pas la peau, et allant de la racine de la cuisse au delà du pied ; de placer une attelle semblable, mais beaucoup plus longue, en dehors du membre, en ayant soin qu'elle monte au-dessus de la hanche et dépasse le pied ; de placer un petit coussin long ou plusieurs compresses longuettes sur la partie antérieure de la cuisse au niveau de la fracture, et d'appliquer à ce niveau une petite attelle ne dépassant pas le genou.

On serrera alors au degré voulu les liens contenteurs, en commençant par ceux de la cuisse, on aura soin que le pied soit bien soutenu, on recommandera au blessé de rester sur le dos dans l'immobilité la plus complète ; il ne devra sous aucun prétexte chercher à s'asseoir ; on se bornera à maintenir la tête un peu relevée pour qu'il puisse boire et manger sans trop de difficultés. Quand le blessé aura besoin d'aller à la selle, on passera sous lui un bassin plat ou des linges (draps, serviettes etc).

Il est bien évident que le blessé devra être transporté d'urgence sur la formation sanitaire la plus voisine. On recommandera aux porteurs du brancard de marcher régulièrement au pas, en évitant de secouer le blessé.

## Fractures compliquées.

Ce sont celles qui s'accompagnent de plaies, qui sont consécutives aux coups de feu, dans lesquelles les fragments osseux font issue hors de la peau, etc.

Il faut *réduire* la fracture quand les os font saillie, en tirant doucement et progressivement sur l'extrémité libre du membre, tandis que l'on fait maintenir l'autre extrémité ; on panse les plaies, et on applique les appareils ainsi qu'il a été dit plus haut. Le blessé sera évacué d'urgence.

### RECOMMANDATION APPLICABLE AU TRAITEMENT DE TOUTES LES FRACTURES.

*Il importe de surveiller l'état du membre, afin de relâcher ou de resserrer les liens selon que la contention sera insuffisante ou la constriction trop forte, selon que les liens se seront relâchés ou que le volume du membre aura augmenté par le fait de l'inflammation.*

NOMENCLATURE DES MÉDICAMENTS ET OBJETS DE PANSEMENT
A L'USAGE DES POSTES DÉPOURVUS DE MÉDECIN.

| NOMENCLATURE | CAISSE No 1 POSTES de 50 hommes | CAISSE No 2 POSTES de 100 hommes | CAISSE No 3 POSTES de 200 hommes |
|---|---|---|---|
| | k.   gr. | k.   gr. | k.   gr. |
| Thé Hyswen | •0 100 | 0 250 | 0 300 |
| Amadou | 0 020 | 0 030 | 0 040 |
| Acide phénique cristallisé | 0 020 | 0 040 | 0 080 |
| Alcoolé de cannelle | 0 150 | 0 150 | 0 300 |
| — de camphre | 1    » | 2    » | 3    » |
| — d'extrait d'opium | 0 060 | 0 150 | 0 200 |
| — d'iode | 0 030 | 0 060 | 0 100 |
| Alun | 0 500 | 1    » | 1 500 |
| Ammoniaque liquide | 0 060 | 0 120 | 0 150 |
| Sous-nitrate de bismuth | 0 200 | 0 350 | 0 500 |
| Sulfate de cuivre (désinfectant) | 10    » | 20    » | 30    » |
| Éther sulfurique | 0 060 | 0 120 | 0 120 |
| Extrait d'opium (pilule) | 0 005 | 0 010 | 0 015 |
| Perchlorure de fer | 0 060 | 0 120 | 0 120 |
| Cataplasmes Lelièvre | 12 feuilles | 24 feuilles | 36 feuilles |
| Papier sinapisé | 25  — | 50  — | 75  — |
| Sous-acétate de plomb liquide | 0 300 | 0 400 | 0 500 |
| Poudre d'ipéca (paquets de 1 gram.) | 0 045 | 0 090 | 0 150 |
| Sulfate de soude | 2    » | 4    » | 6    » |
| Sulfate de quinine (paquets de 1 gr.) | 0 200 | 0 500 | 0 800 |
| Soufre | 2    » | 4    » | 6    » |
| Diachylon | 1 rouleau | 2 rouleaux | 3 rouleaux |
| Vaseline | 0 200 | 0 500 | 0 500 |
| Bandes roulées | 4    » | 6    » | 10    » |
| Compresses | 5    » | 15    » | 15    » |
| Charpie ou ramie | 1    » | 2 000 | 2 500 |
| Compte-gouttes | Deux | Deux | Deux |
| Epingles | Cent | trois cents | trois cents |

# Remplacement des médicaments et objets de pansement.

Avant que la provision d'une substance ne soit épuisée le chef de poste adressera à l'infirmerie-ambulance ou à l'hôpital le plus voisin un *bon de médicaments* signé par lui.

Ce bon qui sera fait sur papier libre (demi-feuille) indiquera :

1º La dénomination du poste et celle du corps.

2º L'effectif du poste (Européens.... Annamites....).

3º Les quantités restantes des médicaments demandés.

4º Les quantités demandées (conformément à la nomenclature ci-dessus).

5º Le cas échéant, les besoins urgents ou exceptionnels. Si le chef de poste peut envoyer un exprès pour toucher les médicaments, il fera autant que possible apporter à l'établissement qui doit les fournir, les fioles et bouteilles vides dont il disposerait.

---

### Remplacement du thermomètre.

Un thermomètre comparé est fourni à chaque poste par les soins du Service de Santé (décision nº 73 du Général commandant la Division d'occupation). Dans le cas où il y aurait lieu de remplacer ce thermomètre, le chef de poste en adresserait la demande au Directeur du Service de Santé, à Hanoi.

---

### Relèvement et évacuation d'un poste.

En cas de relèvement par une troupe nouvelle, le commandant de la troupe qui part fera à son successeur la remise de la caisse de médicaments.

En cas d'évacuation définitive du poste, la caisse de médicaments sera emportée et adressée, par les soins du commandant du poste, à l'officier comptable de l'hôpital le plus voisin qui lui lui en donnera récépissé.

---

### Envoi d'un malade
### dans une infirmerie-ambulance
### ou un hôpital.

S'assurer que le malade est porteur de son livret individuel et de sa plaque d'identité.

Etablir un billet d'admission à l'hôpital de..... ou à l'infirmerie-ambulance de.... (à défaut de l'imprimé réglementaire, se servir de papier écolier pour fournir un billet provisoire.

Dans tous les cas donner sur le billet toutes les indications réglementaires, et y ajouter les renseignements recueillis sur la maladie ou la blessure; faire transporter le malade en brancard, en hamac; on préférera la voie fluviale toutes les fois que cela sera possible : il importe de garantir le malade de l'action directe du soleil pendant le transport.

Envoyer avec le malade son sac, etc.

*Il est rappelé que l'on ne doit* JAMAIS *évacuer à longue distance les cholériques ni les varioleux.*

---

## Visite médicale périodique ou d'urgence des postes d'une région.

Les médecins attachés aux diverses formations sanitaires visiteront, selon les ordres qu'ils auront reçus du commandement, les différents postes de leur résidence, soit périodiquement aux époques fixées par le Général commandant la Division, soit d'urgence.

Si un chef de poste croit devoir demander que son poste soit visité d'urgence par un médecin, il s'adressera à son chef direct qui donnera ou provoquera les ordres nécessaires.

Le médecin qui aura visité d'urgence un poste rendra immédiatement et par écrit compte de sa mission au général commandant la subdivision ou au commandant de la région, selon le cas, et au Directeur du Service de Santé. — Il signalerait au besoin par la voie télégraphique l'existence des épidémies et l'urgence des secours qu'il propose.

---

## Certificats d'origine de blessures ou d'accidents survenus en service commandé.

Il est extrêmement important, dans l'intérêt de l'homme comme dans celui de l'Etat, que les certificats d'origine de blessures ou d'accidents survenus en service commandé soient immédiatement établis, afin que l'on n'ait pas plus tard à faire des recherches ou à demander des renseignements qu'il serait de plus en plus difficile de se procurer en toute certitude : on trouvera page 35 le modèle de ces certificats avec la mention de toutes les indications qu'il est essentiel de fournir.

Si ce certificat est établi sur papier libre, on le libellera au haut d'une feuille de papier format écolier (au moins) afin que le médecin qui donnera le premier ses soins au blessé puisse décrire au-dessous de la signature des témoins la nature de la blessure et que les membres du conseil d'administration du corps puissent, ainsi que le sous-intendant militaire certifier la validité des signatures apposées sur le certificat, Il en est fait trois expéditions. — Une expédition de ce certificat sera remise au blessé que l'on évacuera sur une formation sanitaire.

## Formalités à accomplir en cas de décès.

### 1º Dans une garnison.

Envoyer une déclaration (ou certificat) de décès, signée de trois témoins, avec le livret individuel, la plaque d'identité, et les effets inventoriés du décédé :

1º *Si le militaire appartient à la garnison du poste,* au conseil d'administration du corps de troupe.

3º *Si le militaire n'appartient pas à la garnison,* à l'hôpital militaire le plus voisin.

3º *Si le décédé appartient à la population civile européenne ou annamite,* au chancelier de la résidence sur le territoire de laquelle le poste est situé.

Ce certificat signé par *trois* témoins et par le chef du poste sera conforme au modèle ci-après : — (Voir page 36).

### 2º Hors de la garnison : en route, a bord des canonnières ou des bateaux, militaires isolés.

Adresser au général en chef, par la voie hiérarchique :

1º Un rapport spécial sur l'événement ;

2º Un procès-verbal de levée de corps, relatant tous les renseignements que l'on a pu se procurer sur les circonstances et la cause de la mort (accident, submersion, pendaison, assassinat, événement de guerre, suicide) et constatant que l'inhumation a été faite ;

3º L'acte de décès.

Les commandants de canonnières et des bateaux étant considérés comme chefs de détachement ou de poste pour tous les militaires présents ou passagers à leur bord doivent adresser au général en chef, par la voie hiérarchique le rapport spécial, le procès-verbal de levée de corps, *un certificat* de décès, en y joignant l'avis spécial destiné au Directeur du Service de Santé, et dont il est parlé ci-après. — (Voir ci-après les modèles, pages 36 et 38).

### 3º En cas de disparition.

Adresser au général en chef, par la voie hiérarchique :
1º Un rapport spécial sur l'événement ;
2º Un acte de disparition, signé par trois témoins et le chef de poste ou de détachement, relatant toutes les circonstances du fait, tous les renseignements, tous les témoignages reçus, indiquant les noms, les prénoms, les grades et qualités des témoins, *mentionnant s'il-y a présomption de mort*. (Voir, page 37, le modèle de cet acte de disparition.)

---

### Avis spécial du décès destiné à la Direction du Service de Santé.

Chaque fois que, dans un poste ou détachement dépourvu de médecin, un militaire mourra par suite de blessure de guerre ou pour toute autre cause, le commandant du poste ou du détachement joindra au rapport qu'il adresse à son chef hiérarchique un état nominatif du ou des militaires avec indication sommaire de la maladie, de l'accident ou de la blessure ayant entraîné la mort.

Cet état sera envoyé par le Général commmmandant au Directeur du Service de Santé. (Décision en date du 22 octobre 1886. Nº *717 B*.)

| CORPS. | NOMS, PRÉNOMS, INDICATIONS de la plaque d'identité. | Nº MATRICULE | GRADE | BATAILLON, ESCADRON, compagnie. | NATURE DE LA MALADIE, de l'accident ; NATURE ET SIÈGE des blessures. | DATE DU DÉCÈS | OBSERVATIONS. |
|---|---|---|---|---|---|---|---|
| | | | | | | | |

## Inhumations.

La mort étant constatée (absence des battements du cœur, de la respiration, opacité de la cornée, coïncidant avec le refroidissement général progressif, la rigidité des membres, et, après plusieurs heures, la putréfaction) on procédera à l'inhumation du cadavre.

On choisira un emplacement sur un terrain élevé autant que possible, loin des habitations, des cours d'eau, des mares et, autant que possible, un sol sec et perméable. On donnera aux fosses deux mètres de profondeur.

A défaut de cercueil, le cadavre sera soigneusement enveloppé dans ses vêtements et dans une natte que l'on fermera à ses deux extrémités.

En cas de maladie contagieuse, on répandra sur le corps une abondante couche de chaux vive, autant que les ressources locales le permettront. Les inhumations auront lieu en principe 24 heures après le décès ; pendant la saison des chaleurs, elles pourront être faites aussitôt que paraîtront les premiers signes de la putréfaction (ballonnement du ventre, coloration bleuâtre ou verdâtre de la peau). S'il s'agit d'un cholérique ou d'un varioleux, l'inhumation aura lieu de 6 à 12 heures au plus après le décès.

Si, par suite de l'investissement d'un poste par l'ennemi il n'était pas possible de pratiquer l'inhumation à quelque distance, il faudrait creuser la fosse sur les contrescarpes avec revêtement en décharge dans lesquels on placerait le corps complètement entouré de chaux, ou de cendres ou de charbon. Dans les places assiégées, l'enterrement des morts doit être l'objet des précautions les plus minutieuses, attendu que la négligence en pareille matière peut être l'objet des suites les plus dangereuses, pour l'état sanitaire de la place. (Notice n° 5. Règlement du 25 août 1884 sur le service de santé en campagne).

Le Directeur du Service de Santé<br>
de la Division d'occupation de l'Annam et du Tonkin,<br>
DUJARDIN-BEAUMETZ.

APPROUVÉ :

Hanoi, le 30 octobre 1886.

*Le Général commandant la Division d'occupation<br>
de l'Annam et du Tonkin,*<br>
E. JAMONT.

e CORPS D'ARMÉE

*Place de*

(1) Indiquer les noms, prénoms, grade.

(2) Nom, prénoms, grade, compagnie, escadron ou batterie.

(3) En toutes lettres, jour, heure, année.

(4) Indiquer la nature de la blessure et bien exactement la partie du corps atteinte, ainsi que les suites de la blessure ou de l'accident.

(5) Bien indiquer si c'est dans un travail de route ou dans un service commandé.

DÉSIGNATION du corps.

# CERTIFICAT D'ORIGINE
## *DE BLESSURES.*

Nous, soussignés,

1er témoin (1).

2e témoin (1).

3e témoin (1).

Certifions que (2)

immatriculé sous le n°          a été

le (3)                    d (4)

dans (5)

Fait à          , le          18   .

# ACTE OU CERTIFICAT DE DÉCÈS

L'an mil huit cent (1)      le (1) du mois d      devant nous (2)

remplissant les fonctions d'officier de l'état civil, sont comparus les sieurs (3) lesquels ont déclaré que le sieur (4) immatriculé sous le n°    né le    à canton d    département d    fils de    et de    domicilié à département d    entré à (5)    le    188 y est décédé ce jour à    heure    du par suite de (6)

De tout quoi nous avons dressé le présent (7)    qui a été signé par les trois témoins susnommés.

Fait à    les jours, mois et an que dessus.

Décision ministérielle du
12 juin 1857.

---

(1) Désignation du corps
ou du service administratif.

(2) Noms et qualités des
signataires de l'acte :
Membres du conseil d'administration :
Chefs de poste ou de détachement.
Trois témoins.

(3) Noms et prénoms.

(4) Noms et prénoms du
père et de la mère.

(5) Date et lieu de naissance.

(6) Grade.

(7) Date et lieu de la disparition.

(8) Donner tous les détails
possibles, mentionner s'il y
présomption de décès, les
témoignages, etc., etc.

(9) Signatures des membres du conseil d'administration s'ils ne dressent pas
l'acte.
NOTA : Les dates doivent
être indiquées en toutes lettres.

# ACTE DE DISPARITION

---

(1)

---

Nous soussignés (2)


Certifions que le nommé (3)

fils de (4)                et de (4)

né le (5)          à (5)                canton d

département d                (6)

Inscrit sous le n°        du registre matricule, a disparu le (7)


(8)


Fait à           le           188


(9)


*Vu le sous-intendant militaire,*

(1) Indiquer les dates en toutes lettres.

(2) Nom, prénoms, grade, corps, fonctions de l'officier.

(3) Indiquer les noms, prénoms, grade, qualités ou fonctions des déclarants, relater toutes les circonstances que les déclarants ont fait connaître.

(4) Indiquer le lieu.

(5) Si un médecin-major a assisté aux constatations, le faire connaître en donnant ses noms, prénoms, grade, fonctions.

(6) Décrire exactement la position du cadavre, la configuration des lieux, donner tous les détails pouvant contribuer à faire connaître la cause de la mort et l'identité du cadavre.

(7) S'il y a lieu, dans le cas contraire on passera un trait sur les mots qui suivent.

(8) Indiquer le grade et l'emploi.

(9) Indiquer la maladie, la blessure, l'accident, le délit, le crime.

(10) Indiquer le délai et l'heure.

(11) A défaut de cimetière, indiquer le lieu.

(12) S'il y a lieu ajouter le rapport médico-légal.

# PROCÈS-VERBAL DE LEVÉE DE CORPS

___

L'an (1)        le        à    heures du
Nous (2)

Informé par (3)

nous sommes immédiatement transporté à (4 et 5).

Là étant, nous avons reconnu et constaté ce qui suit : (6)

Vu ce qui précède
Vu (7) la déclaration du médecin (8) et son rapport ci-joint,

Attendu qu'il résulte qu'il y a lieu d'imputer la mort à (9)        et qu'elle est certaine.

Estimons qu'il y a lieu de procéder à l'inhumation qui sera faite (10) dans le cimetière de (11)

Et disons qu'aux fins de droit, ce présent procès-verbal et (12)        ser transmis à Monsieur le Général commandant la Division d'occupation de l'Annam et du Tonkin.

Fait à        les jour, mois et an que dessus.

___

# Table des Matières.

www.ingramcontent.com/pod-product-compliance
Ingram Content Group UK Ltd.
Pitfield, Milton Keynes, MK11 3LW, UK
UKHW021649090726
13657UKWH00004B/1858